BEI GRIN MACHT SICH IHR WISSEN BEZAHLT

- Wir veröffentlichen Ihre Hausarbeit,
  Bachelor- und Masterarbeit

- Ihr eigenes eBook und Buch -
  weltweit in allen wichtigen Shops

- Verdienen Sie an jedem Verkauf

Jetzt bei www.GRIN.com hochladen und kostenlos publizieren

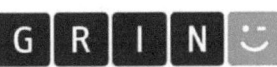

Bibliografische Information der Deutschen Nationalbibliothek:

Die Deutsche Bibliothek verzeichnet diese Publikation in der Deutschen National-
bibliografie; detaillierte bibliografische Daten sind im Internet über http://dnb.d-
nb.de/ abrufbar.

Impressum:

Copyright © 2018 GRIN Verlag
Druck und Bindung: Books on Demand GmbH, Norderstedt Germany
ISBN: 9783346045737

Dieses Buch bei GRIN:

https://www.grin.com/document/502880

Tatjana Sindt

eHealth. Gründe, Herausforderungen und mögliche Anwendungen

GRIN Verlag

GRIN - Your knowledge has value

Der GRIN Verlag publiziert seit 1998 wissenschaftliche Arbeiten von Studenten, Hochschullehrern und anderen Akademikern als eBook und gedrucktes Buch. Die Verlagswebsite www.grin.com ist die ideale Plattform zur Veröffentlichung von Hausarbeiten, Abschlussarbeiten, wissenschaftlichen Aufsätzen, Dissertationen und Fachbüchern.

Besuchen Sie uns im Internet:

http://www.grin.com/

http://www.facebook.com/grincom

http://www.twitter.com/grin_com

FOM Hochschule für Oekonomie & Management Essen
Standort Hamburg

Berufsbegleitender Studiengang zum Master Marketing & Communication (M. Sc.)

3. Semester

Seminararbeit in dem Modul „Electronic Business"

eHealth: Gründe, Herausforderungen und mögliche Anwendungen

Autorin: Tatjana Sindt

Abgabedatum: 17.12.2018

Inhaltsverzeichnis

Abbildungsverzeichnis

Abkürzungsverzeichnis

EU-DSGVO = Europäische Datenschutzgrundverordnung

IKT = Informations- und Kommunikationstechnologien

MBit/s = Megabit pro Sekunde

1 Einleitung

Das Internet hat in den letzten 20 Jahren das Leben von uns Menschen verändert, wie kaum eine andere Innovation in diesem Zeitraum. Die damit verbundene Digitalisierung nimmt Einfluss auf unterschiedliche Lebensbereiche. Das private Leben wird insbesondere durch eine Veränderung der Informationsaufnahme und des Konsums geprägt. Informationen sind umfassend und frei verfügbar. Auch Waren und Dienstleistungen, die in einem größeren Ausmaß angeboten werden, sind immer einfacher zu erwerben. Dadurch wird auch die Wirtschaft geprägt. Der Konsum wird schnelllebiger, sodass sich Geschäftsmodelle verändern oder sogar mittels technologischer Entwicklungen neu erschaffen werden. Weiterführend nimmt die Digitalisierung auch Einfluss auf das Gesundheitswesen. Die bisher überwiegend analog arbeitende Branche befindet sich in einem Wandel, in dem alle Akteure der Branche integriert sind, wie z.B. Patienten, Ärzte, Versicherungen und Krankenhäuser. eHealth ist hierbei ein wichtiger Treiber der Digitalisierung im Gesundheitswesen und verspricht ein großes, vielschichtiges Potenzial. Das Ziel dieser Seminararbeit ist es, zum einen die Gründe für den Einsatz von eHealth aufzuführen. Dabei werden aktuelle Entwicklungen innerhalb der Gesellschaft und der Gesundheitsbranche aufgezeigt, die einen Einsatz von eHealth mitbegründen. Weiterführend wird auf die damit einhergehenden Herausforderungen eingegangen, die sich eHealth in der Praxis stellen muss. Ein Aufzeigen von Anwendungsmöglichkeiten ist ebenfalls Teil dieser Seminararbeit, wobei auf ein Praxisbeispiel aus dem Bereich eHealth-Apps genauer eingegangen wird. Ein abschließendes Fazit fasst die Ergebnisse zusammen und gibt Implikationen für zukünftige Forschungen. Diese Seminararbeit ist rein literaturbasiert und gibt einen Überblick über den aktuellen Forschungsstand, wie es in dem vorgegebenen Rahmen von 4000 Wörtern möglich ist.

2 Gründe für den Einsatz von eHealth

In diesem Abschnitt werden die grundlegenden Begrifflichkeiten dieser Seminararbeit definiert. Des Weiteren werden aktuelle Entwicklungen und Akteure des Gesundheitswesens erläutert, um aufzuzeigen, wo und wie eHealth dort ansetzen kann bzw. was es bisher schon geleistet hat. Um die Akzeptanz und Interaktion der Zielgruppe bezüglich eHealth analysieren zu können, wird in diesem Abschnitt auch eine Theorie herangezogen, die das Verhältnis von Menschen und Innovationen erklärt. Dies gibt Aufschluss über den Erfolg oder Misserfolg von einzelnen eHealth-Anwendungen in der Praxis.

2.1 Definition eHealth

In der Literatur finden sich unterschiedliche Definitionen zu eHealth. Eng (2002) und van Gemert-Pinjen et al. (2011, S. 14) vertreten eine technologiebasierte Auffassung von eHealth. Demnach fallen darunter alle Arten von Informationen und Technologien, die für die Unterstützung und Verbesserung von Gesundheitsaspekten eingesetzt werden. Das Spektrum der dabei eingesetzten Technologien ist weit gefasst, sodass Internettechnologien oder Virtual Reality Programme angewendet werden (van Gemert-Pinjen et al., 2011, S. 14). Dagegen definiert Eysenbach (2001) eHealth weitreichender. Für ihn ist dies ein neu entstehendes Feld, welches eine Kreuzung aus Informatik, Geschäft und öffentlicher Gesundheit bildet und sich mit Informationen und Gesundheitsleistungen beschäftigt. eHealth stellt mehr als nur die beiden Aspekte des Internets und der Gesundheit dar. Es beschreibt nicht nur eine technische Entwicklung, sondern vielmehr eine Art des Denkens und der inneren Überzeugung, die medizinische Arbeit und Versorgung grundlegend verbessern zu wollen. Das Deutsche Bundesgesundheitsministerium (2018) definiert eHealth als einen Oberbegriff, der auf Basis von Informations- und Kommunikationstechnologien (IKT) Behandlungs- und Betreuungsprozesse von Patienten unterstützt. Dazu zählen auch die elektronische Informationsverarbeitung und der sichere Austausch von Daten.

Die Definitionen unterscheiden sich hinsichtlich ihres Schwerpunktes und der Detailtiefe, sie stimmen jedoch dahingehend überein, dass eHealth zur Verbesserung der gesundheitlichen Versorgung beiträgt. Die World Health Organization (2005, S. 121) führt es noch weiter aus und schreibt eHealth zusätzlich ein Kosteneinsparungspotenzial zu.

2.2 Ansatzpunkte für digitale Anwendungen im deutschen Gesundheitswesen

Auf dem deutschen Gesundheitsmarkt finden sich unterschiedliche Akteure. Dazu zählen u.a. medizinische Anwender (z.B. Ärzte unterschiedlicher Fachrichtungen, Krankenschwestern, Pfleger), Patienten und Krankenversicherungen, die zusammenarbeiten, zum Teil aufeinander angewiesen sind, unterschiedliche Ansprüche bzw. Bedürfnisse und auch besondere Aufgaben haben. Einzelne Akteure verfügen hierbei über mehr Entscheidungsmacht als andere und können so Entwicklungen wie eHealth vorantreiben.

Aufgrund von gesellschaftlichen Entwicklungen und der Digitalisierung steht das Gesundheitswesen mit seinen Akteuren vor Herausforderungen, die zum Teil bereits gegenwärtig wirken oder in naher Zukunft ihren Einfluss nehmen werden. Die Folgen der stetig alternden Bevölkerung sind bereits heute zu erkennen. Der damit einhergehende, steigende Versorgungsbedarf gehört dabei zu den größten Auswirkungen (Fischer, Aust & Krämer, 2016, S. 4). Nach Berechnungen des statistischen Bundesamtes (2015, S. 6) wird sich der Anteil der Menschen ab 65 Jahren von 21%, wie es 2013 der Fall war, bis zum Jahr 2060 auf einen Anteil von 32% erhöhen. Folglich wird ein großer Anteil der Bevölkerung an altersbedingten Krankheiten leiden, wie z.b. chronische Krankheiten oder sogar Morbidität, und folglich einen höheren medizinischen Versorgungsanspruch aufweisen (Robert-Koch-Institut, 2015, S. 39). Erschwerend kommen Versorgungsengpässe im Bereich der Pflege hinzu. Besonders in ländlichen Regionen ist diese Entwicklung zu beobachten, denn dort kann oft keine flächendeckende und nahe Versorgung geboten werden. Die fehlende Attraktivität von ländlichen Regionen begünstigt diese Entwicklung, denn aufgrund von mangelnder Infrastruktur oder wenigen Einkaufsmöglichkeiten fehlt medizinischen Nachwuchskräften der Anreiz, offene Stellen in ländlichen Praxen oder Krankenhäusern zu besetzen.

Die Digitalisierung, die sowohl im privaten, beruflichen und öffentlichen Bereich Einzug hält, nimmt seit der Jahrtausendwende eine steigende Bedeutung für das Gesundheitswesen ein (Schachinger, 2014, S. 11). Dies wird unter anderem durch eine steigende Nutzung von Websites, Apps, Wearables und Portalen im gesundheitlichen Kontext bestätigt. Insbesondere Patienten nutzen bereits eHealth zur Selbstvermessung und erhalten so die Möglichkeit, auch ohne Arztbesuch bereits präventive Gesundheitsmaßnahmen zu unternehmen (Gigerenzer, Schlegel-Matthies & Wagner, 2016, S. 12). Dennoch gibt es im Gesundheitswesen noch Aufholbedarf bezüglich des Einsatzes von eHealth-Technologien. Effiziente Strukturen und Prozesse innerhalb der Gesundheitsversorgung, beispielsweise durch verbesserten Ressourceneinsatz, können durch digitale Lösungen unterstützt werden (Fischer, Aust & Krämer, 2016, S. 10). Wenn auch die praktische Umsetzung in vielen Bereichen noch nicht so weit ist, werden die technischen Voraussetzungen immer besser. Die Internetnutzung in Deutschland lag im Jahr 2017 bei 81% und die mobile Internetnutzung bei 64%, wobei bei den mobilen Endgeräten das Smartphone dem Tablet gegenüber vorgezogen wird. Das Alter hat einen großen Einfluss auf die Nutzung. In der Altersspanne von 30–49 Jahren liegt der Grad der Internetnutzung bei 96%, dagegen in der Altersspanne von 65+ Jahren bei 48% (Initiative D 21, 2017, S. 8 ff).

Die Deutschen zeigen bereits großes Interesse an dem Thema eHealth. So äußern sich 44% als mindestens ziemlich interessiert bezüglich eHealth. Insbesondere Anwendungen aus dem Bereich Notfälle, Messung von Gesundheits- oder Fitnessdaten oder Selbstdiagnose erhalten großes Interesse. Dabei wird sich durch den Einsatz von digitalen Technologien ein frühes Erkennen von Krankheiten, eine verbesserte Kommunikation mit dem Arzt, eine verbesserte medizinische Unterstützung, Entlastung für medizinisches Personal oder Selbsthilfe für den Patienten erhofft (Statista, 2017, S. 17).

Das Gesundheitswesen bietet aufgrund der eben dargelegten Rahmenbedingungen mehrere Ansatzpunkte für eHealth. Diese Technologien können dazu beitragen, die Kommunikation und den Austausch von Informationen zwischen medizinischen Anwendern, den Patienten und Forschern zu verbessern, um so die Qualität und die Effizienz der Gesundheitsversorgung grundlegend zu verbessern (Ganesh, 2004, S. 39). Das „e" in eHealth ist nicht nur als elektronisch zu verstehen. Es impliziert auch eine erweiterte Qualität und eine Effizienzsteigerung im Gesundheitswesen, Ermutigung zu neuen Beziehungen von Patienten und Gesundheitsanbietern und Erweiterung des Fokus im Handeln (Eysenbach, 2011). Des Weiteren wird digitalen Prozessen ein enormes Kosteneinsparungspotenzial zugeschrieben. Die internationale Unternehmensberatung McKinsey & Company (2018, S. 3) untersuchte in einer Studie die Chancen der Digitalisierung im deutschen Gesundheitswesen. Die Ergebnisse zeigen: Hätte das deutsche Gesundheitswesen im Jahre 2018 bereits digitalisiert gearbeitet, wären Einsparungen in Höhe von 34 Milliarden Euro möglich gewesen. Dies entspricht 12% des Gesamtaufwandes, der im Gesundheitswesen anfällt. 70% der Einsparungen könnten seitens der Leistungserbringer, wie Krankenhäuser und Ärzte, realisiert werden. McKinsey & Company schlagen sechs Lösungsansätze vor, wovon viele eHealth zuzuordnen sind, wie z.B. medizinische Chatbots, elektronische Terminvereinbarung, Fernüberwachung chronisch kranker Patienten oder Teleberatung.

Bereits im Jahre 2006 kam die World Health Organization in einer umfassenden Studie zu der Erkenntnis, dass eHealth weltweit ein hohes Potenzial zugeschrieben wird. Mehr als 70% der Nicht-OECD-Staaten und 50% der OECD-Staaten stuften es als extrem nützlich ein (World Health Organization, 2006, S. 12 f).

In der Literatur wird eHealth in unterschiedliche Anwendungsbereiche unterteilt. Nach Ganesh (2004, S. 40) umfasst eHealth die Bereiche Konsumentengesundheit, klinische Versorgung, finanzielle und transaktionale Versorgung, gesellschaftliche und öffentliche Gesundheit, Weiterbildung von medizinischen Anwendern und biomedizinische Forschung. Diese Unterteilung deckt sich größtenteils mit den Erkenntnissen von Fischer, Aust & Krämer (2016, S. 9). Sie führen die Anwendungsbereiche noch detaillierter auf.

Nach ihnen umfasst eHealth fünf Anwendungsbereiche und fünf Nutzergruppen (siehe Abb.1). Sie verstehen eHealth als Dach der Anwendungsbereiche, in denen IKT genutzt werden. Hierzu gehören die Bereiche Telemedizin, Prävention, Gesundheitsförderung und Versorgung, Ökonomie, Digitalisierung von Informationen und Inhalten, Forschung und Gesundheitsberichterstattung.

Abb. 1: Anwendungsbereiche von eHealth

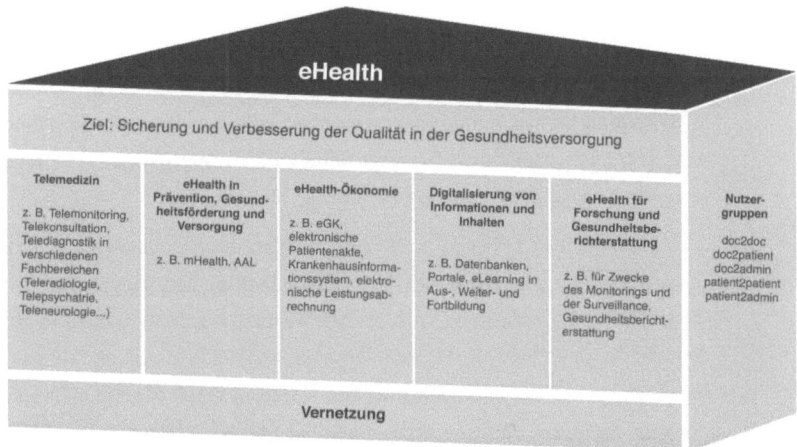

Quelle: Fischer, Aust & Krämer (2016): S. 9

eHealth ermöglicht die Vernetzung aller Akteure, welche in fünf Bereiche aufzuteilen sind: doc2patient (Kontakt zwischen Arzt und Patient, z.B. durch Telediagnostik), doc2doc (Kontakt zwischen Ärzten, z.B. im Rahmen von Telekonsultationen), doc2admin (Kontakt zwischen Leistungserbringer und Kostenträgern, z.B. durch den Einsatz von IKT im Rahmen administrativer Vorgänge), patient2patient (Kontakt zwischen Patienten, z.B. auf Selbsthilfeportalen im Internet) und patient2admin (Kontakt zwischen Patient und gesundheitlichen Anbietern, z.B. bei der Übermittlung von gesundheitsbezogenen Daten an den Anbieter einer App).

Nach Fischer, Aust & Krämer (2016, S. 9) sollte eHealth nicht nur dazu dienen, um Versorgungsengpässe zu beheben, sondern übergeordnet die Qualität der Gesundheitsversorgung zu verbessern. Dabei sind u.a. folgende Teilziele aufzuführen: zeitliche und räumliche Überwindung von Prozessen und Strukturen, Verbesserung der Koordination der

Versorgung, Steigerung der Effizienz durch den gezielten Einsatz von Ressourcen, Nutzung von Patientendaten für die Forschung und Erhöhung der Transparenz der Behandlung.

Um die Anwendung von eHealth ideal zu gestalten, können Theorien herangezogen werden, die sich zum einem mit dem Verhältnis von Menschen und Technik, und zum anderen mit dem Verhältnis von Menschen und Innovationen beschäftigen. Der folgende Abschnitt umfasst dies detaillierter.

2.3 Theorie: Diffusion of Innovations

Im Gesundheitswesen sind stetig Veränderungen zu beobachten: neue Technologien, Versicherungsmodelle, Informationssysteme oder regulatorische Systeme. Allerdings sind Institutionen und Menschen gegenüber Veränderungen negativ eingestellt, insbesondere wenn es um Innovationen geht (Cain & Mittmann, 2002, S. 4).

Eine der populärsten Theorien, die zur Erklärung des Verhältnisses von Menschen und Innovation herangezogen werden kann, ist die Diffusion of Innovations Theorie nach Rogers (2003). Sie befasst sich mit der Verbreitung von Innovationen in einem sozialen System. Rogers (2003, S. 12) definiert eine Innovation als etwas, welches vom Individuum als neu wahrgenommen wird. Nach Rogers (2003, S. 5) stellt die Verbreitung einen Prozess dar, durch den eine Innovation über Mitglieder eines sozialen Systems mittels unterschiedlicher Kanäle verbreitet wird. Die Verbreitung setzt sich aus vier Hauptkomponenten zusammen: Innovation, Kommunikationskanäle, Zeit und das soziale System. Nach Rogers (2003, S. 11) verbreitet sich eine Innovation erst langsam und wird von wenigen Nutzern angewendet (siehe Abb. 2). Ab einem Verbreitungsgrad von 10–20 %, wenn das soziale Netzwerk aktiviert wird, fängt die kritische Masse mit der Nutzung der Innovation an, sodass der Nutzungsgrad ab hier stark ansteigt. Nach einer gewissen Zeit erreicht die Innovation ein Sättigungslevel, weil nahezu jeder diese schon nutzt. Der Verlauf einer Innovationsverbreitung kann sich von Innovation zu Innovation leicht unterscheiden, wie die Verläufe der drei S-förmigen Kurven in Abbildung 2 zeigen. Dies hängt von unterschiedlichen Faktoren ab, wie u.a. der individuellen Situation des jeweiligen Nutzers. So kann die Nutzung der Innovation beispielsweise durch nicht vorhandene Mittel eingeschränkt werden (Rogers, 2003, S. 12; Eysenbach, 2005).

Abb. 2: Verbreitung von Innovationen in Abhängigkeit von der Zeit

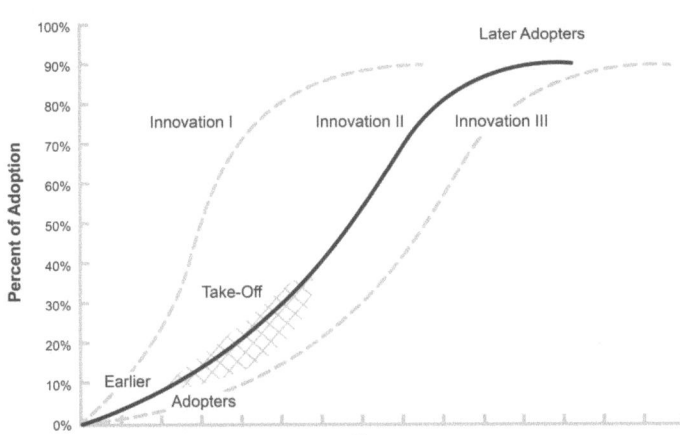

Quelle: In Anlehnung an Rogers (2003): S. 11

Weiterführend teilt Rogers (2003, S. 280) die Nutzer von Innovationen in unterschiedliche Kategorien in Abhängigkeit ihres Innovationsgrades ein und schreibt ihnen einen Anteil an der gesamten Nutzermenge zu: Innovatoren (2,5%), frühe Nutzer (13,5%), frühe Mehrheit (34%), späte Mehrheit (34%) und Nachzügler (16%) (siehe Abb. 3). Die Mehrheit der Nutzer findet sich erst im späteren Zeitverlauf. Der Erfolg einer Innovation wird durch unterschiedliche Faktoren bestimmt: Kompatibilität, Komplexität, Beobachtbarkeit, Erprobbarkeit und relativer Vorteil. So müssen sich Verantwortliche darüber im Klaren sein, wie konsistent die Innovation mit existierenden Werten und Bedürfnissen von potenziellen Nutzern ist, wie schwierig es zu verstehen und zu nutzen ist, wie sichtbar die Innovation und deren Ergebnisse sind, inwiefern Nutzer es ausprobieren und inwiefern die Innovation bisherige Lösungen überragt (Chew, Grant & Tote, 2004, S. 645). Nach Rogers (2003, S. 257) korreliert Komplexität negativ mit der Übernahmerate einer Innovation. Somit ist die Komplexität, die von Nutzern beim Anwenden einer Innovation empfunden wird, ein Hindernis für den Erfolg. Je öfter Nutzer eine Technologie anwenden, desto wahrscheinlicher ist die Übernahme in den Alltag. Ähnlich verhält es sich auch mit der Beobachtbarkeit. Je sichtbarer die Ergebnisse einer Innovation für den potenziellen Nutzer sind, desto wahrscheinlicher ist die Übernahme. Der relative Vorteil stellt hier den wichtigsten Faktor dar und kann anhand von unterschiedlichen Aspekten bewertet werden, wie z.B. Kosten oder das dadurch erhaltene soziale Prestige.

Abb. 3: Kategorisierung von Nutzern auf Basis ihrer Innovationsfähigkeit

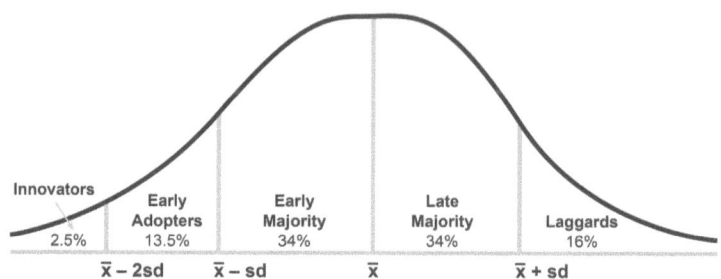

Quelle: In Anlehnung an Rogers (2003): S. 281

Die Studie von Herlitzer et al. (2003, S. 186) kam zu der bestätigenden Erkenntnis, dass die Diffusion of Innovation Theorie von Rogers (2003) ein geeignetes Modell ist, um die Übernahme von eHealth-Technologien zu verstehen.

Die in dem Modell aufgeführten Faktoren, die eine Nutzung einer Innovation fördern oder hindern können, spiegeln sich in den Erfolgsfaktoren von eHealth wider.

3 Herausforderungen in der Praxis: Kritische Erfolgsfaktoren

Im Gesundheitswesen entscheiden unterschiedliche Faktoren über den Erfolg oder Misserfolg von eHealth. In diesem Abschnitt werden kritische Erfolgsfaktoren aufgeführt, die auf den gesamten Prozess Einfluss nehmen und daher sorgfältig von den Verantwortlichen bearbeitet werden sollten.

3.1 Einstellung der Nutzer

Medizinische Anwender stehen neuen Technologien oft kritisch gegenüber und unterstützen diese nicht. Denn es fällt ihnen schwer, den Vorteil für sich und ihre Patienten zu erkennen oder sie sehen sich sogar in ihrer medizinischen Autorität angegriffen. Daher steht eHealth oft dem Problem der Nutzerakzeptanz gegenüber (Chaudry et al., 2006). Ein weiterer Einfluss nehmender Faktor ist das Wissen über die jeweilige Technologie. Fehlen das Wissen und Schulungen, erscheint eine eigentlich hilfreiche Technologie schnell zu komplex. Die wahrgenommene Komplexität wird für die Nutzergruppen schnell zur Barriere (Anderson & Balas, 2006, S. 5). Dies führt zu Abbruchraten in der Nutzung (Eysenbach, 2005). Daher ist es wichtig, dass Nutzer mehr geschult werden, bevor sie eine eHealth-Lösung in ihrem Arbeitsalltag integrieren sollen (Mair et al., 2012, S. 360). Ein weiterer Aspekt sind Sicherheitsbedenken der Nutzer, die sich überwiegend auf den Datenschutz beziehen. Ist dem Nutzer nicht klar, welche medizinischen Daten erhoben, ausgewertet und gespeichert werden, kann dies Unsicherheit erzeugen und somit die Nutzung negativ beeinflussen (Eysenbach, 2011).

3.2 Stakeholder

Wenn Technologien wie eHealth im Gesundheitswesen adaptiert werden sollen, werden unterschiedliche Stakeholder bedient. Dazu zählen u.a. Patienten, Entscheidungsträger, Verkäufer, Versicherungen, Gesundheitsorganisationen, -anbieter und häusliche Pfleger (Cain & Mittmann, 2002, S. 6). Nach Ganesh (2004, S. 42) kann man sogar die relevanten eHealth-Stakeholder auf Patienten, Anbieter und medizinische Anwender beschränken, die in einem Dreiecksverhältnis über die Technologie, d.h. eHealth, miteinander interagieren.

Die große Anzahl der Stakeholder und deren Abhängigkeiten verursachen Komplexität in der Entwicklung von eHealth-Lösungen (van Limburg et al., 2011). Die Stakeholder weisen unterschiedliche Anforderungen und Macht auf. Ein klares Verständnis der Bedürfnisse und Bedenken dieser unterschiedlichen Gruppen erweist sich als erfolgsentscheidend (Ganesh, 2004, S. 43). Bevor sich beispielsweise ein Einkäufer einer Klinik dazu entscheidet, eine eHealth-Technologie im Krankenhaus zu implementieren, muss er sich mit diversen möglichen Folgen auseinandersetzen, d.h. diese abwägen und abschließend bewerten. Dazu zählen u.a. die Auswirkung auf den Patienten, die Behandlung, Arbeitsabläufe innerhalb der Klinik und die Gesundheitspolitik. Versicherungen entscheiden über die Erstattungsfähigkeit einer Technologie. Dies hat wiederum Auswirkung auf die Bereitschaft von medizinischen Anwendern, sich mit einer Technologie auseinanderzusetzen und diese in den praktischen Alltag zu integrieren (Cain & Mittmann, 2002, S. 6).

Daher ist es für die Anbieter bzw. Entwickler von eHealth-Technologien von entscheidender Bedeutung, sich von Beginn an mit den Stakeholdern abzustimmen und relevante Bedürfnisse mit ins Projektmanagement einzubeziehen (van Gemert-Pinjen et al., 2011).

3.3 Projektmanagement

eHealth steht oft Herausforderungen gegenüber, die durch ein unzureichendes Projektmanagement hervorgerufen werden. Dies beginnt bei der Planungsphase, geht über in die Entwicklungsphase bis hin zur Implementierungsphase (van Limburg et al., 2011). Zu Beginn besteht die Gefahr, dass Ziele, Beteiligte, Zuständigkeiten und der Umfang des Projekts nicht ausreichend definiert werden. In der Entwicklungsphase tendieren die Verantwortlichen dazu, eher ingenieursgetriebene Lösungsansätze für die Technologie zu entwickeln, sodass Bedürfnisse der Nutzer verstärkt vernachlässigt werden (van Gemert-Pinjen et al., 2011). Dabei sollte der Fokus genau umgekehrt gelegt werden. Eine Technologie kann noch so gut gebaut sein. Wenn sie aber nicht zu den Bedürfnissen der Zielgruppe passt, wird sie nicht genutzt werden (Ganesh, 2004, S. 46) und es sind hohe Schwundraten zu verzeichnen (Eysenbach, 2005). Insbesondere die letzte und erfolgsentscheidende Projektphase, wo die Technologie in der Praxis implementiert wird, bekommt zu wenig Bedeutung von den Projektverantwortlichen zugeschrieben. Dabei stellt eine gut geplante und durchgeführte Implementierung sicher, dass eine Technologie ihr volles Potenzial ausschöpfen kann. Um eine Implementierungsphase ideal vorzubereiten, gilt es so früh wie möglich den Fokus auf diese Phase zu legen und die relevanten Stakeholder zu recherchieren. Die Implementierung wird oft mittels Top-Down-Prozess vollzogen, d.h. das Management entscheidet über den Bedarf einer Technologie und initiiert die Einführung. Dennoch sollte auch ein Bottom-Up-Prozess verstärkt erfolgen, um Bedürfnisse und Kenntnisse von den späteren Nutzern mit einfließen zu lassen. So können z.B. Ärzte oder Krankenschwestern ihren wertvollen Input beisteuern, sodass die jeweilige eHealth-Technologie exakt zu den individuellen Arbeitsprozessen passt und diese unterstützt. Weil das Management nicht in tägliche Arbeitsprozesse involviert ist, kann es durch ergänzende Bottom-Up-Prozesse nützliche Informationen mit in die Gestaltung bzw. die Auswahl eines eHealth-Services einfließen lassen und so die Wahrscheinlichkeit einer erfolgreichen Nutzung erhöhen (van Limburg et al., 2011). Ebenfalls ist es von Bedeutung, dass der Anbieter bzw. Entwickler und die Stakeholder während des gesamten Projektmanagements zusammenarbeiten. Hier empfehlen sich gemeinsame Workshops, um Probleme und Chancen zu identifizieren. Zusätzlich kann hier auch die zukünftige Rolle der eHealth-Technologie festgelegt werden (Eysenbach, 2008). Das Ziel sollte hierbei sein, dass alle gemeinsam nachhaltige Technologien und Lösungen entwickeln (van Gemert-Pinjen et al., 2011).

Während des Projektmanagements sind natürlich auch gesetzliche Reglementierungen von Beginn an zu beachten und mit einzubeziehen.

3.4 Gesetze

Die Digitalisierung im Gesundheitswesen wird auf der einen Seite durch Gesetzgebungen gefördert und auf der anderen Seite auch beschränkt. Zu den fördernden Gesetzen zählt u.a. das deutsche E-Health-Gesetz, welches vom Bundesgesundheitsministerium am 04.12.2015 beschlossen wurde (Bundesgesundheitsministerium, 2015). Das Ziel dieses Gesetzes ist die Schaffung von Strukturen und Förderung von Prozessen, die zu einem umfassenden Einsatz von eHealth führen und so den Fortschritt des Gesundheitswesens fördern (Fischer, Aust & Krämer, 2016, S. 18). Die Schwerpunkte des Gesetzes sind folgendermaßen gelegt: modernes Stammdatenmanagement in Arztpraxen und Kliniken durch Online-Prüfung der Versicherten, Speicherung von medizinischen Notfalldaten auf der elektronischen Gesundheitskarte, elektronische Patientenakte, Entscheidungsfreiheit des Patienten bezüglich Art der gespeicherten Daten auf der Gesundheitskarte, Förderung der Telemedizin und einheitliche bzw. kompatible IT-Struktur (Bundesgesundheitsministerium, 2015). Das Bundesgesundheitsministerium gibt den verantwortlichen Organisationen klare Vorgaben und Fristen zur Umsetzung der genannten Punkte. Bei Nichteinhaltung drohen Sanktionen (Bundesgesundheitsministerium, 2018).

Ein Gesetz, welches von eHealth-Anbietern bzw. Entwicklern zwingend beachtet werden muss, sofern sie in der Europäischen Union agieren, ist die europäische Datenschutzgrundverordnung (EU-DSGVO). Dieses Gesetz ist im Mai 2018 in Kraft getreten und verfolgt das Ziel, den Umgang mit personenbezogenen Daten zu regulieren und diese sensiblen Daten so zu schützen. Demzufolge sind Unternehmen, die personenbezogene Daten erheben, verarbeiten und speichern dazu verpflichtet, sich an die EU-DSGVO zu halten (EU-Kommision, 2018, S. 1). Wie bereits im Abschnitt 3.1 gezeigt wurde, sorgt die Unwissenheit über die Verwendung der eigenen Daten bei den Nutzern für Unsicherheit. Wie dies umgangen werden kann, wird in Abschnitt 4 anhand eines Anwendungsbeispiels dargelegt.

3.5 Finanzierung

Die nötigen Ressourcen für eHealth, vor allem finanzieller Art, nehmen Einfluss auf den Erfolg (Mair et al., 2012, S. 360). eHealth-Anbieter stehen zum einen der

Herausforderung gegenüber, die hohen Kosten der Entwicklung zu tragen und zum anderen der Unsicherheit, ob sich das Investment am Ende rentiert. Daher sind sie auf die finanzielle Unterstützung seitens der Regierung und großen Gesundheitsorganisationen angewiesen (Eysenbach, 2011). Gegenwärtige, etablierte finanzielle Strukturen verlangsamen den Prozess von Innovationen (van Limburg et al., 2011). Nicht nur die Entwickler bzw. Anbieter von eHealth-Technologien schätzen die Finanzierung als eine Barriere ein. Ärzte stufen den finanziellen Aspekt ebenso kritisch ein. In der Studie von Anderson & Balas (2006, S. 5 f) wird der Einsatz von Informationstechnologien bei Hausärzten untersucht. 80% der Ärzte gaben an, dass die fehlende finanzielle Unterstützung die Hauptbarriere für die eigene Nutzung darstellt. Zusätzlich fehlt auch die Unterstützung seitens der Versicherungen beim Implementieren solch neuer Systeme.

4 Anwendungsbeispiel

eHealth findet bereits in unterschiedlichen Bereichen der Praxis eine Anwendung. Im Folgenden wird hierzu ein Anwendungsbeispiel exemplarisch dargelegt, welches von unterschiedlichen Nutzergruppen verwendet werden kann.

Medicus ist eine App, die sich überwiegend an Patienten und Ärzte richtet. Sie bietet weiterführend auch Mehrwerte für Labore, Versicherungen und Pharmazie-Unternehmen. Im Folgenden wird sich auf die Vorteile für die Nutzergruppe Patient und doc2patient konzentriert. Die App bereitet komplexe medizinische Daten verständlich und übersichtlich für den Patienten auf. So kann der Patient beispielsweise seinen Befund einer Blutbilduntersuchung in der App einscannen, dieser wird ausgewertet und anschließend in erklärende Grafiken umgewandelt (siehe Abbildung 4). Damit wird das Ziel verfolgt, dass Patienten zum einen besser aufgeklärt sind und zum anderen, dass sich ihr Involvement bezüglich der eigenen Gesundheit steigert. Abbildung 4 zeigt die unübersichtliche Auswertung des Blutwertes, welches durch das verantwortliche Labor erstellt wurde. Die einzelnen, getesteten Werte sind untereinander und sowohl in Kürzeln als auch ganz ausgeschrieben aufgeführt. Der einzige Mehrwert, der dem Patienten durch diese Auswertung geboten wird, ist die Skala der Normalwerte. Dagegen nimmt Medicus jeden Wert des Blutbildes, bereitet ihn visuell auf und gibt darüber hinaus auch Zusatzinformationen an den Patienten weiter. Der getestete Wert an sich und die Bedeutung des Ergebnisses werden erläutert. Derzeit sind hier noch Schwachpunkte bezüglich der vollständigen Übersetzung zu erkennen, dies wird in Zukunft jedoch verbessert werden.

Abb. 4: Erklärung eines Blutbildwertes durch Medicus

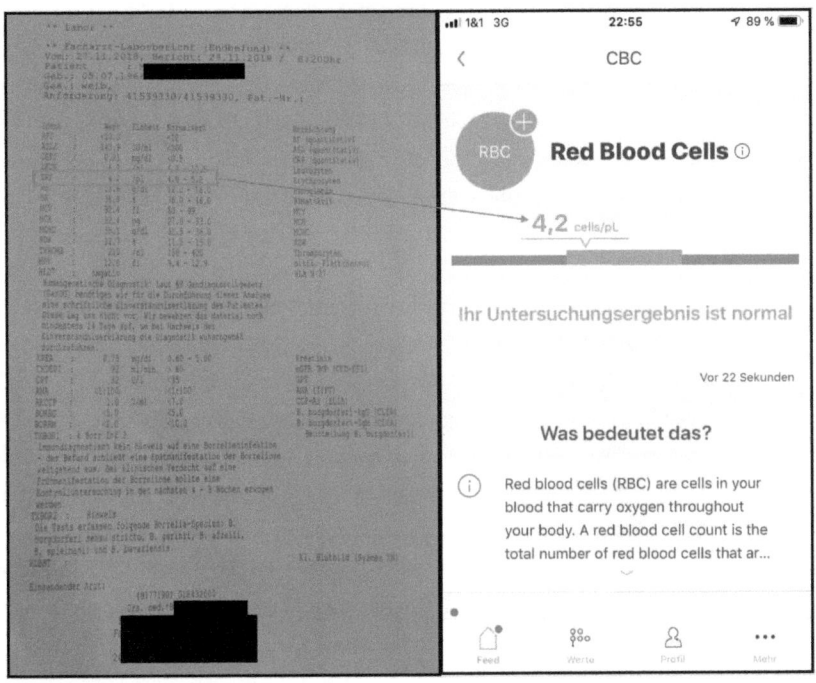

Quelle: Eigene Darstellung

Neben dem Auswerten von medizinischen Befunden, bietet Medicus auch den entscheidenden Mehrwert, dass dem Patienten auf Basis seines Gesundheitszustandes Empfehlungen gegeben werden. Dies wird durch einen komplexen Algorithmus bzw. künstlicher Intelligenz ermöglicht. Bei Erstnutzung gibt der Patient seine Basisdaten an, wie u.a. Alter, Gewicht, Größe und durchschnittliche Vitalwerte (Blutdruck, Ruhepuls). Ergänzend können auch Angaben zum Lebensstil gemacht werden. Hier wird auf das Sozialleben, Rauch-, Trink-, Ess- und Sportverhalten eingegangen. Die App kann auch mit weiteren Schnittstellen wie der Apple Health App verbunden werden und so weitere Daten erhalten. Je mehr Daten Medicus bekommt, desto mehr und bessere Empfehlungen kann der Algorithmus daraus ableiten. Dies ersetzt natürlich nicht den Arztbesuch, macht den Patienten jedoch aufmerksamer in Bezug auf die eigene Gesundheit und kann dank der Empfehlung auch die ein oder andere Verbesserung seines Gesundheitszustandes gemeinsam mit dem behandelnden Arzt anstoßen (Medicus AI GmbH, 2018). Wie im vorherigen Abschnitt bereits aufgezeigt wurde, zählt die Unsicherheit der Nutzer bezüglich ihrer Daten zu den kritischen Erfolgsfaktoren von eHealth (Eysenbach, 2011). Medicus umgeht dies, indem die Daten des Nutzers ausschließlich auf dem verwendeten Endgerät gespeichert werden. Es werden keine Daten beim Anbieter gespeichert. Im Bereich doc2patient bietet Medicus die Möglichkeit, dass der Arzt seinem Patienten Ergebnisse und Empfehlungen über die App zusenden kann und gemessene Werte des Patienten, z.B. durch Wearables, überprüfen kann (Medicus AI GmbH, 2018).

5 Fazit

Das Ziel dieser Seminararbeit war es, die Gründe, Herausforderungen und mögliche Anwendungen von eHealth aufzuzeigen. Steigende Versorgungsansprüche der stetig alternden Bevölkerung, medizinischer Fachkräftemangel und Versorgungsengpässe in ländlichen Regionen sind nur einige der Gründe, die einen Wandel im Gesundheitswesen nötig machen. Dank der Digitalisierung nimmt eHealth immer mehr Einzug in das Gesundheitswesen, um an die eben genannten Punkte anzuknüpfen. eHealth zielt darauf ab, die Gesundheitsversorgung zu verbessern, bisherige Prozesse zu vereinfachen oder sogar derart zu optimieren, sodass Kosten eingespart werden können. Die Anwendungsbereiche von eHealth lassen sich dabei wie folgt unterteilen: u.a. Telemedizin, Ökonomie, Digitalisierung von Informationen und Inhalten sowie Forschung. Um die Nutzung von eHealth zu verstehen, können Theorien wie die Diffusion of Innovation Theorie nach Rogers herangezogen werden. Rogers beschreibt in seiner Theorie die Faktoren, die eine erfolgreiche Übernahme von Innovationen durch potenzielle Nutzer beeinflussen. eHealth ist in den meisten Fällen eine Innovation, denn es erschafft neue Behandlungsweisen oder optimiert bestehende. Dennoch steht eHealth in der Praxis oft Herausforderungen gegenüber, die die erfolgreiche Nutzung beeinträchtigen können. In diese Seminararbeit wurden die folgenden kritischen Erfolgsfaktoren behandelt: Einstellung der Nutzer, Stakeholder, Projektmanagement, Gesetze und Finanzierung. Die Einstellung der Nutzer gegenüber eHealth kann durch viele Faktoren negativ beeinflusst werden. Dazu zählen fehlendes Wissen und Training bezüglich der Nutzung, Unsicherheit bezüglich der Verwendung der eigenen Daten oder eine empfundene hohe Komplexität. Zu den Stakeholdern lassen sich Ärzte, Patienten, Entscheidungsträger, Verkäufer, Versicherungen, Gesundheitsorganisationen, -anbieter und häusliche Pfleger zählen. Diese weisen unterschiedliche Machtverhältnisse auf, um die Entwicklung von eHealth zu beeinflussen. Für die Entwickler von eHealth-Lösungen ist es daher wichtig, vorab die Stakeholder zu definieren und diese genau zu kennen. Ein klares Verständnis der Bedürfnisse ist unerlässlich und sollte in den Projektverlauf von Beginn an mit einbezogen werden. Dies zahlt auch auf das Projektmanagement ein, welches eine gute Planung benötigt. Zusätzlich wird in vielen Projekten die Implementierungsphase fälschlicherweise vernachlässigt. Weiterführend nehmen auch Gesetze Einfluss auf den Erfolg von eHealth. Innerhalb dieser Arbeit wurde näher auf das E-Health-Gesetz und die EU-DSGVO eingegangen. Zuletzt wurde der Aspekt der Finanzierung erläutert. eHealth-Anbieter stehen oft vor der Herausforderung, hohe Kosten unter großer Unsicherheit tragen zu müssen. Hier sind sie auf die finanzielle Unterstützung seitens der Politik und großer Gesundheitsorganisationen angewiesen. Auch Ärzte sehen die Finanzierung vom eHealth-Technologien als Hauptbarriere der Nutzung. Sie verlangen von den Versicherungen Unterstützung bei der Einführung von eHealth-Technologien. Abschließend wurde auf die App Medicus eingegangen, um einen möglichen Anwendungsbereich von eHealth aufzuzeigen. Bei dieser medizinischen Applikation steht das Ziel im Fokus, das Involvement des Patienten in Bezug auf die eigene Gesundheit zu erhöhen, indem ihm medizinische Daten verständlich aufbereitet und mit hilfreichen Zusatzinformationen erweitert werden. Ergänzend wird die Kommunikation von Arzt und Patient erleichtert.

Zukünftige Forschungen könnten sich tiefgründiger mit der Therapietreue von Patienten in Verbindung mit eHealth auseinandersetzen. Sind beispielsweise Knie-Patienten schneller wieder genesen, wenn sie ihre Physiotherapie oder Reha-Zeit mit einer Knie-Orthese verbringen, die mittels Sensoren mit einer App kommuniziert und die Empfehlungen in Echtzeit an den Patienten sendet? Dies wäre eine Fragestellung, die für mehrere Akteure des Gesundheitssystems von hoher Bedeutung ist, wie beispielsweise für Patienten, Ärzte und Krankenkassen.

Der Bereich rund um eHealth bietet für das Gesundheitswesen und dessen Akteure großes Potenzial und ist erst am Anfang seiner Möglichkeiten. Es bleibt sehr interessant zu beobachten und zu untersuchen, welche Innovationen und Veränderungen diese Technologien bringen werden.

Literaturverzeichnis

Alalwany, H. (2010): Cross Disciplinary Evaluation Framework for eHealth Services – a thesis submitted for the degree of doctor of philosophy, Brunel Business School, Brunel University

Anderson, J. & Balas, E. A.: Computerization of Primary Care in the United State. In: International Journal of Healthcare Information System and Informatics, 1(3), S. 1-23

Chaudry, S. I. et al. (2006): Telemonitoring for patients with chronic heart failure: a systematic review. In: J card Fail, 13(1), S. 56-62

Chew, F., Grant, W. & Tote, R. (2004): Doctors On-line: using Diffusion of Innovations Theory to Understand Internet Use, In: Family Medicine – Kansas City, 36(8), S. 645-650

Eng, T. R. (2002): E-health research and evaluation: challenges and opportunities. In: Journal of Health Communication, 7(4), S. 267-272

Eysenbach, G. (2001): What is e-health? In: Journal of Medical Internet Research, 3(2)

Eysenbach, G. (2005): Law of attrition. In: Journal of Medical Internet Research, 7(1)

Eysenbach, G. (2008): Medicine 2.0: social networking, collaboration, participation, apomediation, and openness. In: Journal of Medical Internet Research, 10(3)

Fischer, F., Aust, V. & Krämer, A. (2016): eHealth: Hintergrund und Begriffsbestimmung. In: Fischer F, Krämer A, eds. eHealth in Deutschland – Anforderungen und Potenziale innovativer Versorgungsstrukturen. Berlin/Heidelberg: Springer, S. 3-23

Gigerenzer, G., Schlegel-Matthies, K. & Wagner, G. G. (2016): Digitale Welt und Gesundheit. eHealth und mHealth – Chancen und Risiken der Digitalisierung im Gesundheitsbereich. Sachverständigenrat für Verbraucherfragen, Berlin

Ganesh, A. U. J. (2004): E-health-drivers, applications, challenges ahead and strategies: A conceptual framework. In: Indian Journal of Medical Informatics, 1, S. 39-47

Van Limburg, M. et al. (2011): Why Business Modelling is crucial in the Development of eHealth Technologies, In: Journal of Medical Internet Research, 13(4)

Mair, F. S. et al. (2012): Factors that promote or inhibit the implementation of e-health systems: an explanatory systematic review. In: Bulletin of the World Health Organization, 90, S. 357-364

Rogers, E. M. (2003): Diffusion of Innovations, 5. Auflage, New York: Free Press

Schachinger, A. (2014): Der digitale Patient. Analyse eines neuen Phänomens der partizipativen Vernetzung und Kollaboration von Patienten im Internet. Nomos, Baden-Baden

Statistisches Bundesamt (2015): Bevölkerung Deutschland bis 2060. 13. koordinierte Bevölkerungsvorausrechnung, Wiesbaden

Van Gemert-Pinjen, J. E. W. C. et al. (2011): A holistic framework to improve the uptake and impact of eHealth technologies. In: Journal of Medical Internet Research, 13(4)

Internetquellen:

Bundesgesundheitsministerium (2015): E-Health-Gesetz verabschiedet: https://www.bundesgesundheitsministerium.de/ministerium/meldungen/2015/e-health.html [Zugriff: 2018-12-03]

Bundesgesundheitsministerium (2018): Begriffe A-Z: E-Health: https://www.bundesgesundheitsministerium.de/service/begriffe-von-a-z/e/e-health.html [Zugriff: 2018-11-18]

Cain, M., & Mittman, R. (2002): Diffusion of innovation in health care: http://www.ehealthstrategies.com/files/diffusionofinnovation.pdf [Zugriff: 2018-11-23]

EU-Kommission (2018): Communication from the commission to the European parliament and the council. Stronger protection, new opportunities – Commission guidance on the direct application of the General Data Protection Regulation as of 25th May 2018: https://datenschutz-hamburg.de/assets/pdf/1_EN_ACT_part1_v10.pdf [Zugriff: 2018-12-03]

Initiative D 21 (2017): D 21 Digital Index 2017/2018. Jährliches Lagebild zur Digitalen Gesellschaft: https://initiatived21.de/app/uploads/2018/01/d21-digital-index_2017_2018.pdf [Zugriff: 2018-11-28]

McKinsey & Company (2018): Digitalisierung im Gesundheitswesen: Die Chancen für Deutschland: https://www.mckinsey.de/~/media/mckinsey/locations/europe%20and%20middle%20east/deutschland/news/presse/2018/2018-09-25-digitalisierung%20im%20gesundheitswesen/langfassung%20digitalisierung%20im%20gesundheitswesen__neu.ashx [Zugriff: 2018-11-19]

Medicus AI GmbH (2018): https://medicus.ai [Zugriff: 2018-11-30]

Robert-Koch-Institut (2015): Gesundheit in Deutschland – die wichtigsten Entwicklungen: https://www.rki.de/DE/Content/Gesundheitsmonitoring/Gesundheitsberichterstattung/GBEDownloadsGiD/2015/kurzfassung_gesundheit_in_deutschland.pdf?__blob=publicationFile [Zugriff: 2018-11-18]

Statista (2017): Digital Health Dossier: https://de.statista.com/statistik/studie/id/27442/dokument/digital-health-statista-dossier/ [Zugriff: 2018-28-11]

World Health Organization (2005): WHA58.28 eHealth: http://www.who.int/healthacademy/media/WHA58-28-en.pdf [Zugriff 2018-11-18]

World Health Organization (2006): eHealth TOOLS & SERVICES. Needs of the member states. Report of the WHO Global Observatory for eHealth: http://apps.who.int/medicinedocs/documents/s16468e/s16468e.pdf [Zugriff: 2018-11-29]

BEI GRIN MACHT SICH IHR
WISSEN BEZAHLT

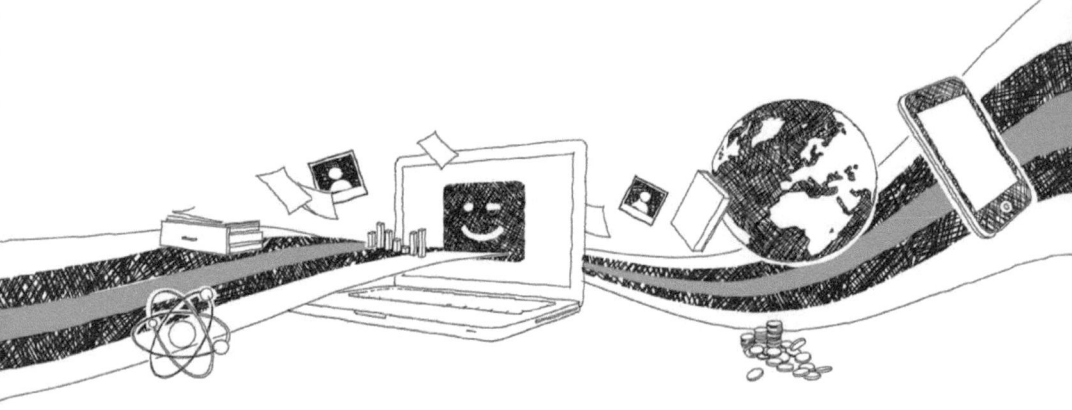

- Wir veröffentlichen Ihre Hausarbeit,
  Bachelor- und Masterarbeit

- Ihr eigenes eBook und Buch -
  weltweit in allen wichtigen Shops

- Verdienen Sie an jedem Verkauf

Jetzt bei www.GRIN.com hochladen
und kostenlos publizieren

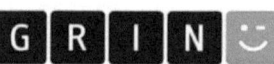